Grandir en Taille

Les secrets pour grandir en taille

Nazeem Nour

Avertissement

L'information contenue dans ce livre est basée sur la recherche et les expériences personnelles et professionnelles de l'auteur. Elle ne vise pas à remplacer une consultation avec votre médecin ou un autre professionnel de la santé. Toute tentative de diagnostic et de traitement d'une maladie doit être effectuée sous la direction d'un professionnel de la santé.

Bien que les suggestions contenues dans ce livre soient naturels, l'auteur n'est pas responsable des effets indésirables ou des conséquences résultant de l'utilisation des idées ou des procédures décrites dans ce livre. Si le lecteur a des questions, l'auteur et l'éditeur suggère fortement de consulter un conseiller professionnel de la santé.

Introduction

Est-il possible de grandir en taille ? La réponse est oui ! Le nombre de centimètres que vous pouvez gagner dépend de votre engagement dans le programme ou les étapes que je vais détailler dans ce livre. Vous pouvez gagner environ entre 5 et 15 centimètres et jusqu' 'à un âge très tardif (jusqu' à 35 ans environ). Plus tôt vous commencez à appliquer ce livre et plus vous grandirez. Donc dès que vous avez finis à lire ce livre, commencez directement à appliquer ce que vous avez appris.

Il y'a plusieurs facteurs qui peuvent influencer votre taille :

_ La génétique : je suis sûr que vous le saviez déjà. La taille de vos parents détermine plus ou moins votre taille actuelle. Mais ce que je veux que vous sachiez à partir d'aujourd'hui, c'est que les gènes que vous ont transmis vos parent ne sont si déterminant que ça et que vous pouvez changer les choses. Surtout si l'on se réfère aux nouvelles découvertes des études scientifiques notamment l'Epigénétique (epigenetic) : qui prouves que l'on peut alterner les gênes qui nous ont été transmis par nos parents. Autrement dit si vos parents étaient de petites tailles alors, vous pouvez être plus grands de 20ù% que le plus grand de vos parents.

_Votre mode vie : votre alimentation, votre sommeil et votre activité physique déterminent votre taille. Donc nous devons veillez à notre mode de vie afin de grandir le maximum

_ L'environnement : Notre environnement affecte énormément notre physique et par conséquence notre taille. Pour cela il est important de choisir un environnement propice à notre agrandissement. Les grandes villes, polluées ne sont pas les meilleures endroits pour favoriser notre croissance. Cependant nous allons voir comment l'on peut faire pour stimuler la croissance même en vivant dans une ville et comment contourner cet obstacle à notre croissance.

Il est aussi important que vous soyez positif et de croire que vous pouvez grandir en taille. Il est aussi important d'appliquer ce que vous allez apprendre dans ce livre le plus rigoureusement possible. Mieux vous suivez les directives de ce livre et plus votre croissance sera importante. Donc découvrons, sans plus tarder voici comment grandir en taille :

Chapitre 1

Le sommeil

Cela peut paraitre simple ou évident mais le sommeil est très important pour la croissance. Pour résumer : Plus vous dormez et plus vous allez stimuler votre corps pour grandir. Parce que c'est pendant le sommeil que le corps secrète l'hormone de croissance. Aussi le sommeil c'est ce qui permettra à votre corps de fonctionner convenablement durant la journée et accomplir tout ce qui va vous permettre de grandir encore plus.

Mais il y'a quelques directives à respecter afin d'optimiser le sommeil au maximum :

- Il est préférable de dormir le maximum et se réveiller sans réveil afin de laisser au corps le temps de se réparer et de secréter les hormones nécessaires à la croissance. En utilisant un réveil quotidiennement cela risque d'interrompre la récupération de votre corps et affecter votre croissance.

_Dormir tôt : aller au lit le plus tôt possible, vers 22h ou même avant parce que c'est entre 22h et minuit que le sommeil et réparateur.

_ Le chambre à coucher doit être la plus sombre possible, propice au sommeil et calme (pas de bruit environnant). Dans son livre « the Paleo diet », robb Wolf conseil de ne rien laisser allumer, même la petite lumière qui indique qu'un appareil est branché, car cette petite lumière (petite lumière rouge d'un téléviseur branché par exemple) peut être capté par la peau et ainsi affecté le sommeil. Autrement dit on peut perdre jusqu'à une heure de sommeil si notre peau capte cette lumière, comme on peut gagner jusqu'à une heure de sommeil dans une chambre totalement noire.

_ Choisir un matelas et un oreiller de telle sorte que la colonne vertébrale et le coup soit dans le même alignement et bien droit. Nous passons en moyenne huit heures par jour sur un lit donc il est important de veiller à ça afin de favoriser la croissance pendant le sommell.

Eviter de veillez tard la nuit afin de ne pas déranger le rythme circadien et ainsi respecter le corps et son fonctionnement et pousser à sa croissance.

Chapitre 2

L'alimentation

L'alimentation est le deuxième point le plus important pour notre agrandissement avec le sommeil et l'exercice physique.

Il faudra choisir une alimentation variée et riche en nutriments : vitamines, minéraux, antioxydants…. Choisissez une alimentation de qualité car c'est souvent la plus riche et la plus nutritive : alimentation bio, produits frais et/ou de saisons….

Pour votre croissance, se nourrir plusieurs fois de quatre à six fois par jours avec des repas de tailles moyennes afin de maintenir votre métabolisme en activité optimal.

Vos repas doivent être composé de légumes, diverses et variées : légumes verts (brocolis, épinards, salades, avocats…), des protéines (viandes rouges, volailles, poissons, œufs…), les bon lipides (huile d'olive, huile de coco, huile de colza, beurre…).

Concernant les céréales, il est important de les limiter car une grande quantité de céréales peuvent diminuer la sécrétion de l'hormone de croissance. Tous les aliments qui ont un indice glycémique élevé peuvent diminuer la sécrétion de l'hormone de croissance. La part de céréales dans votre assiette doit être d'environ un quart. La meilleure céréale pour la croissance est le riz (complet de préférence), l'orge, l'avoine. Tout ce qui est à base de blé doit être limité (pates, pains ...) à un ou deux jours par semaine.

Certains aliments sont à éviter, notamment le sucre ou tous les aliments contenants beaucoup de sucres comme les boissons gazeuses, les glaces, les bonbons ... ; le café (consommer plutôt du thé) ; l'alcool et les aliments contenants une grande quantité de produits chimiques.

Votre petit-déjeuner doit être un repas complet, c'est-à-dire vous buvez votre tasse de thé puis après un petit repas avec un peu de protéine (poulet par exemple) des légumes (brocolis par exemple) quelques cuillères de riz avec une touche d'huile d'olives par-dessus.

A côté de cela vous pouvez ajouter des compléments alimentaires quotidiennement ou faire des cures, afin de booster votre croissance. Que ce soit de façon quotidienne ou en faisant des cures, vous devez prendre :

_ Des multivitamines contenant du Potassium (le potassium que l'on trouve dans un sel de qualité et non raffiné, d'où l'importance du sel pour le développement du corps) ; du Magnésium qui est important pour le renforcement et l'allongement des os (que l'on trouve les légumineuses (haricots…), avocats, riz complet …) ; le Calcium qui lui aussi très pour la croissance et que l'on trouve dans les laitages (lait, fromage) mais aussi dans des légumes(brocolis, épinards)dans les amandes, les patates douces…

Ajouté d'autres vitamines importantes comme la vitamine D, la vitamine C et la vitamine K, le zinc le phosphore.

Vous pouvez consommer aussi sous forme de compléments alimentaires des omégas 3 (que l'on trouve dans le poisson : sardines, maquereaux, saumon) et des antioxydants.

Il est très important de consommer chaque repas calmement en savourant chaque bouchée et en la mastiquant convenablement pour extraire tous les nutriments contenus dans votre repas.

Chapitre 3

L'exercice physique

L'exercice physique est le troisième point le plus important dans la croissance. Le but est de renforcer le corps, d'augmenter son niveau d'énergie et de l'étirer afin d'augmenter la sécrétion de l'hormone de croissance et d'allonger le corps.

Les meilleures sports pour la croissance de votre corps sont : la natation, le basketball et le volleyball Lors de la pratique, on étire le corps et donc les os ce qui va les allonger. Il suffit de regarder la taille des sportifs qui pratiquent ce sport pour le remarquer.

On peut aussi si l'on veut augmenter la taille faire du stretching (l'étirement).On va étirer toutes les parties du corps avec des exercices spécifiques que l'on peut trouver sur le net ou qu'un coach sportif peut vous apprendre. Un bon exercice d'étirement : Le hanging, qui consiste à s'accrocher à une barre qui est un peu haute et lâcher tout votre corps. Cet exercice va étirer tout votre abdomen (dos, torse, ventre et bras).

Si vous voulez allonger vos jambes, vous pouvez soit effectuer des exercices d'étirements qui cibles les jambes. Mais vous pouvez aussi à l'aide d'un vélo allonger vos jambes. Pour cela il suffit de régler votre selle à un niveau assez pour que lorsque vous pédalez votre jambe s'étire au maximum. Ainsi en faisant du vélo tous les jours vous allez allonger vos jambes et grandir en taille.

Les exercices de renforcement du corps comme la musculation ou les exercices de résistance basés sur le poids du corps (comme les pompes, les mountain climbers, les burpees..) peuvent stimuler votre croissances surtout s'ils sont pratiquer en plein air. Lorsque vous faites ces exercices travaillez tout le corps à chaque séance d'exercice (full body) afin de secréter le maximum d'hormone de croissance.

L'objectif est d'effectuer un certain type d'activité vigoureuse pendant un minimum de 15 à 30 minutes, trois à cinq fois par semaine. Cette activité vigoureuse doit être exécutée entre 60% à 80% de votre fréquence cardiaque maximale (FCM)

Comment calculer votre FCM:

a) - soustraire votre âge actuel de 220. Ce nombre est votre FCM.

b) - Multipliez ce nombre par 0,60. Cela est de 60 pour cent de votre FCM.

C) - prendre le numéro vous est venu avec l'étape a). Multiplier par 0,80. Ceci est de 80 pour cent votre FCM.

Ces chiffres de 60 pour cent et 80 pour cent représentent la portée de votre fréquence cardiaque cible (FCC). (Une remarque importante: De nombreux médicaments pour la pression artérielle travaillent en abaissant la fréquence cardiaque, ce qui voudrait dire qu'il faudra peut-être réduire ainsi votre FCM et FCC si vous prenez des médicaments pour la pression artérielle, consultez votre médecin pour savoir comment ajuster ces chiffres.)

Lorsque vous faites votre séance d'entrainement, vous aurez besoin de garder une trace de votre fréquence cardiaque pour vous assurer que vous restez dans la plage de FCM 60 pour cent à 80 pour cent. Cela se fait facilement en appuyant légèrement sur l'index de la main droite sur l'artère juste sous la peau sur la peau à l'intérieur du poignet gauche. Le taux est facilement déterminé en comptant les battements pendant 15 secondes, le multipliant ce nombre par 4. Ce sera votre fréquence cardiaque. (Ou compter les battements pendant une minute)

Si vous ne voulez pas le faire de cette façon de compter vos battements de cœur, il y a une autre règle de base: si vous pouvez tenir une conversation, vous ne travaillez pas assez dur. Si vous pouvez chanter, vous ne travaillez pas assez dur non plus. Si vous êtes à bout de souffle, ou vous devez vous arrêter et reprendre votre souffle, vous travaillez certainement trop. Restez entre les deux!

Par ailleurs, il est important que vous trouviez une activité que vous aimez. Il y a beaucoup d'activités qui peuvent vous permettre d'être dans votre FCC, donc trouver quelque chose que vous appréciez. Le point essentiel ici est d'augmenter votre sécrétion des hormones de croissances.

Exercez-vous à l'extérieur pour un apport maximal d'oxygène, pour stimuler votre système lymphatique.

Chapitre 4

L'art de la relaxation : repos, massage médiation...

Le repos et la relaxation font partis de notre programme de l'augmentation de notre taille. La relaxation permet de récupérer l'énergie perdue pendant l'exercice mais aussi à accumuler l'énergie pour le bon fonctionnement de notre corps et pour grandir. Le repos et le sommeil permettent de lutter contre le stress. Le stress un des ennemis de notre croissance.

Apprenez donc à vous détendre et à vous allonger même durant la journée. Faites des pauses dans l'après-midi. Choisissez un lieu calme pour une récupération maximal.

Il existe plusieurs moyens de relaxation : cela va d'une petite balade dans un parc, une mini-sieste de 20 à 30 minutes ou s'allonger sur son lit en écoutant une musique relaxante ou une séance de massage, ou prendre un bain chaud...

On peut aussi effectuer des exercices de respirations. Respirer plusieurs fois en profondeur par exemple.

On peut aussi faire une séance de méditation pour soulager l'esprit et ainsi que le corps. Si la méditation vous intéresse je vous conseille le livre de Mattieu Ricard « L'art de la méditation ».

A vous de choisir ce que vous voulez faire pour vous relaxer. Je vous conseille d'essayer plusieurs façons de relaxations pour trouver celle qui vous correspond le mieux.

Chapitre 5

Ce qu'il faut éviter : le stress...

Il y 'a plusieurs facteurs qui peuvent vous bloquer, diminuer ou retarder votre croissance. Pour cela, il est bien de connaitre ces facteurs afin de pouvoir les éviter :

_ La pollution : la pollution issue des villes et des zones industrialisées peuvent affecter votre croissance. Pour cela il est recommandé de passer le maximum de temps dans des endroits ou l'air est frais (parc, forêt, campagne ...)

_ Les substances nocives : Toutes les substances tels que la cigarette, l'alcool et les drogues douces sont à éviter voire bannir complètement car elles perturbent votre système endocrinien et empêche votre croissance. Ajoutez à cela tous les produits chimiques que l'on trouve dans plusieurs produits (l'alimentation, les déodorants...). Choisissez les produits les plus naturels possible.

_Une mauvaise sexualité : par une mauvaise sexualité je veux dire une sexualité déséquilibrée ou excessive. L'éjaculation chez l'homme consomme beaucoup d'énergie, or si vous éjaculez de façon excessive alors vous allez déranger votre système lymphatique et la sécrétion de l'hormone de croissance.

_ Le stress et/ou le stress chronique : Le stresse de tous les jours peut aussi affecter votre croissance et la bloquer. Faites en sorte que votre vie soit paisible. Le stress chronique (qui peut être lié à une séparation, décès …) peut lui aussi retarder votre agrandissement. Cherchez une solution auprès des professionnels de santé afin de libérer votre corps et lui donner l'énergie adéquate pour sa croissance.

_ Un mode de vie désordonné : Un mode de vie désordonné peur lui aussi inhiber la croissance. Par désordonné je veux dire : non-respect des heures de sommeil (des veillées tardives…) ; non-respect des heures de repas ; absence d'activité physique ; mauvaises fréquentations …. Ayez une vie qui soit la plus ordonnée possible pour éviter les pertes énergétiques.

Chapitre 6

le pouvoir de la pensée

Il est important que lorsque vous suiviez les étapes de ce livre, vous soyez optimistes et vous ayez confiance en vous que vous allez pouvoir grandir en taille et que vous allez changer votre corps et vous transformer. Etre optimiste est très important. De nombreuses études scientifiques montrent que la pensée peut influencer le corps. Donc en étant optimiste, vous mettez toutes vos chances pour grandir.

Des études scientifiques montrent aussi que la visualisation répétitive d'un certain objectif (dans notre cas ici grandir en taille) peut alterner vos neurones, peut aussi alterner ensuite la chimie de votre le corps et ainsi obtenir ce que vous désirez.

Pour cela je vous conseille de faire des séances de visualisation répétées afin de booster votre croissance. Il suffit pour cela de s'asseoir ou de s'allonger dans un endroit calme et de fermer les yeux et d'imaginer que vous êtes plus grand. Imaginez que vous avez atteint la taille que vous souhaitez atteindre et toues les changements que cela engendrera. Imaginez que vous voyez les choses de plus hauts, imaginez les autres plus petits que vous... Vous devez visionner les choses avec le maximum de détails possibles et ressentir toutes les émotions que vous ressentir dans cette situation.

En pratiquant la visualisation vous accélérez l'obtention de ce que vous voulez et vous mettez toutes les chances de votre côté pour grandir en taille.

Chapitre 7

L'énergie de la nature

Passer du temps à l'extérieur favorise la croissance, particulièrement si vous passez votre temps dans des milieux naturels loin des villes et de la pollution. La nature est une source d'énergie et favorise la croissance, au contraire de la ville qui peut inhiber votre croissance. Donc n'hésitez pas à passer beaucoup de temps à l'extérieur et à vous rendre dans des milieux naturels : les parcs ou les forêts si vous êtes en ville. D'autres lieux qui peuvent favoriser votre croissance : la campagne par exemple ou l'on trouve une meilleure qualité d'air et une tranquillité qui permet de se reposer et ainsi pousser votre corps à mieux se développer. Il y a aussi les montagnes qui comme la campagne vous aide dans votre croissance. La mer aussi pousse le corps à grandir et à se renforcer, ainsi que tout bassin naturel comme un lac ou une rivière …se baigner tous les jours pendant 10 à 20 minutes vous aidera à grandir de taille.

Passer du temps à l'extérieur dans la nature signifie aussi être au contact avec le soleil. On sait que le soleil renforce le corps et les os en apportant de la vitamine D, essentielle à la croissance et à votre agrandissement. Pour cela il faut profiter du mieux que l'on peut, pour bronzer et exposer le corps au soleil. Si votre peau n'est pas habituer à être exposer au soleil, il faut l'habituer afin de ne pas choquer votre corps. Commencer par des expositions légères entre 5et 10 minutes en éviter les périodes de fortes chaleurs entre midi et quatorze heures. Pour ensuite augmenter votre période d'exposition au soleil de 5 minutes ou plus petit à petit. L'idée est d'habituer votre corps au soleil, à vous de voir ce qui vous correspond le mieux.

Si vous pouvez passer des séjours, ou déménager pour profiter plus de la nature et du soleil faites-le, car vous allez considérablement aider votre corps à grandir en améliorant toutes ces fonctions. Spécialement si vous avez des enfants et que vous voulez que leur corps grandisse dans de bonnes conditions et qu'ils soient les plus grands possibles.

Chapitre 8

L'énergie de la terre

Enlevez vos chaussures et posez vos pieds sur de la terre, ainsi vous établirez une connexion avec l'énergie de la terre, cela est bon pour votre croissance : c'est ce qu'on appelle Earthing. Faites-le au moins 3 jours par semaine pendant 20/30 minutes. En position debout, ou assis avec le dos bien droit ou en marchant. C'est une façon naturelle d'augmenter son énergie corporelle et de favoriser la croissance. Vous trouverez beaucoup d'informations sur la terre et ses avantages, si vous avez jamais entendu parler, je vous conseille de faire quelques recherches sur le mot Earthing, de cette façon, vous aurez une meilleure idée sur ce sujet.

Conclusion

Voilà maintenant vous savez tout sur ce qui va vous permettre de grandir en taille et de transformer complètement votre vie. A vous maintenant d'incorporer tout cela dans votre vie et du mieux que vous pouvez.

N'oubliez pas de croire en vous et de ne pas abandonner votre objectif. Soyez motivez même si vous ne voyez pas les résultats au début.

Non seulement vous allez grandir en taille, mais vous vous sentirez mieux dans votre corps et si vous avez des problèmes de santé alors ces problèmes vont soit disparaitre, soit diminuer considérablement.

En grandissant en taille vous allez aussi réussir à changer d'autres aspects de votre vie et l'améliorer considérablement. Vous serez plus heureux et vous aurez plus de confiance en vous.

Bon courage !